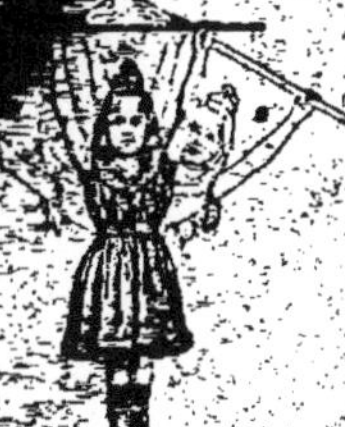

Dr COURTAULT

LA

CULTURE PHYSIQUE

À

L'Institut de Mécanothérapie de Paris

(Avec 65 figures-spécimens des appareils les plus employés)

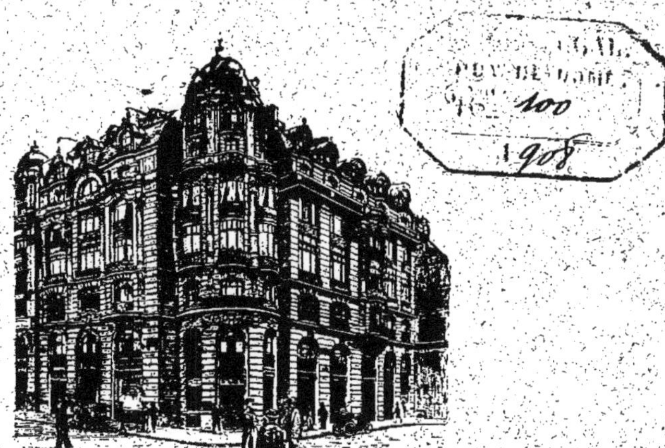

INSTITUT DE MÉCANOTHÉRAPIE DE PARIS

32, Rue Notre-Dame-des-Victoires (2ᵉ Arrᵗ)

(Place de la Bourse)

—

Téléphone : 305-48

1909

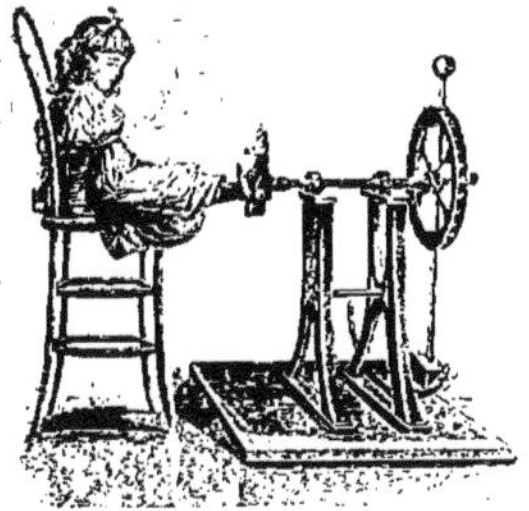

Dr COURTAULT

LA

CULTURE PHYSIQUE

A

L'Institut de Mécanothérapie de Paris

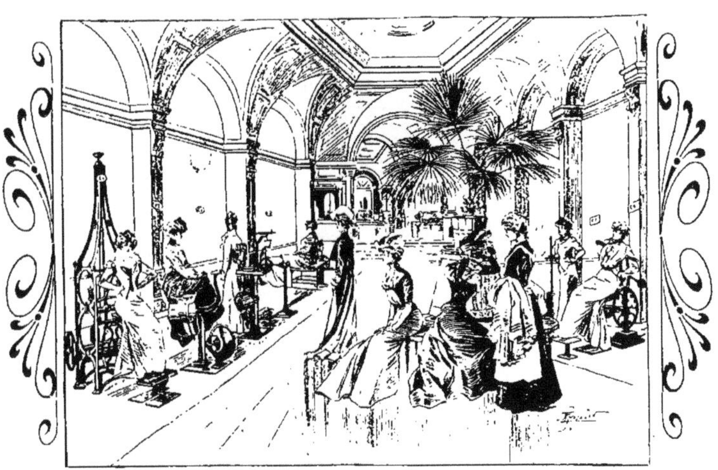

L'HEURE DES DAMES

A L'INSTITUT DE MÉCANOTHÉRAPIE

32, Rue Notre-Dame-des-Victoires (2ᵉ Arrᵗ)

(Place de la Bourse)

Téléphone : 305-48

1909

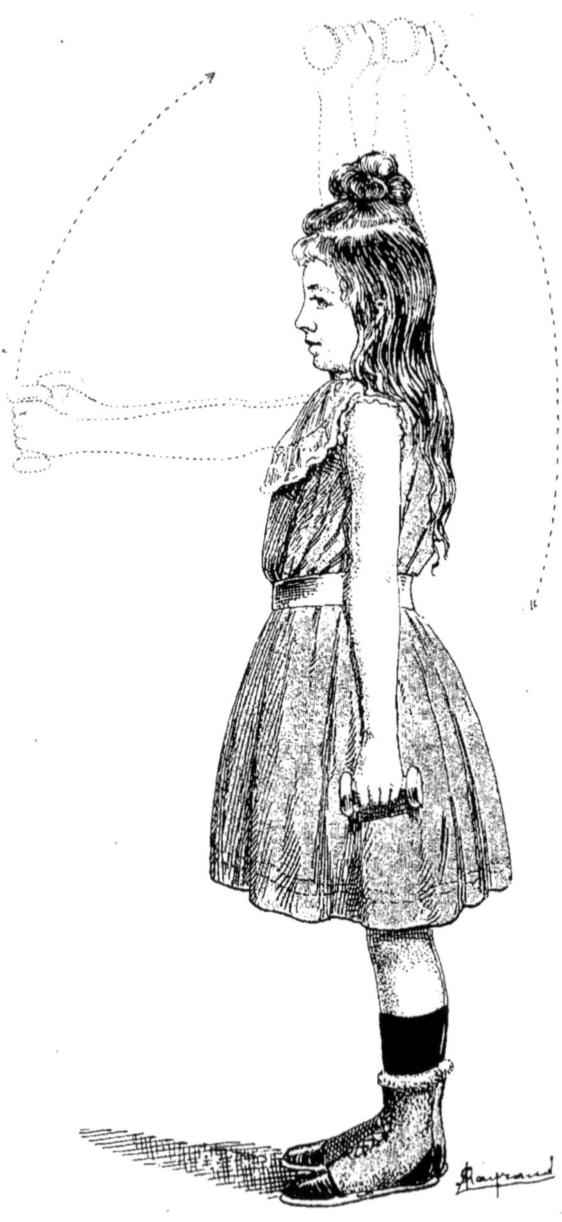

Exercices de gymnastique respiratoire

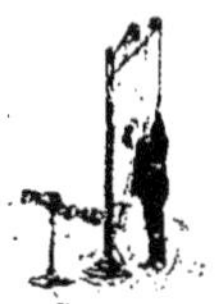 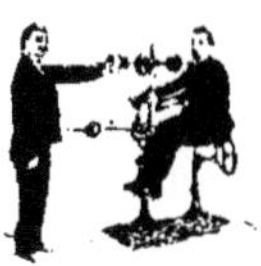 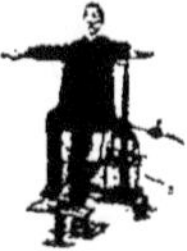 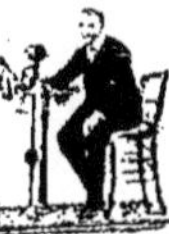

LA

CULTURE PHYSIQUE

A

l'Institut de Mécanothérapie de Paris

Doit-on faire de l'exercice ?

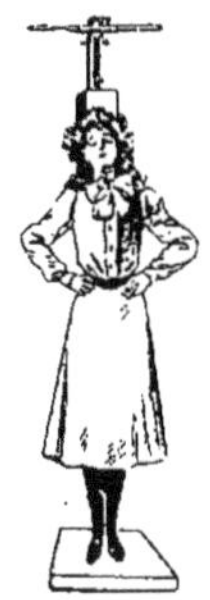

A cette question, la réponse, en France, est volontiers positive depuis une quinzaine d'années. On s'accorde à reconnaître que la paresse physique entraîne la déchéance corporelle ; les poitrines étroites, les gros ventres, les bras et les jambes grêles, les dos voûtés sont les résultats inéluctables de l'inactivité musculaire.

Néanmoins, si l'on admet que l'exercice physique est une pratique indispensable, on le considère aussi comme une panacée dangereuse. Au moment de la renaissance athlétique, trop de jeunes gens, enthousiastes des sports, ont souffert de leurs exploits de néophytes, faute d'une réglementation compétente. On connaît mal les raisons pour lesquelles l'exercice est favorable au corps humain : on n'a donc aucun guide pour choisir entre les nombreux moyens de faire travailler ses muscles.

Les apôtres de l'exercice physique se bornent à paraphraser le fameux : *mens sana in corpore sano*, sans se rendre compte que cette constatation, renouvelée des Grecs et des Romains, constitue d'autant moins un système complet d'éducation physique, qu'il nous est rarement donné d'en vérifier la justesse parmi nos contemporains !

Or, il y a deux raisons principales qui nous font de l'exercice physique une nécessité vitale. Il suffit d'attirer sur elles l'attention de tout homme de bon sens, pour le convaincre, tout d'abord, de l'excellence de l'exercice bien réglé et, secondairement, du danger de l'exercice mal adapté aux forces de l'organisme.

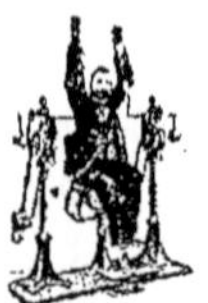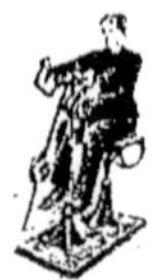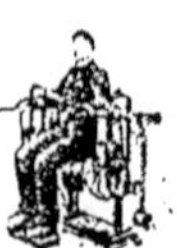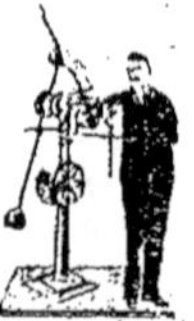

Pourquoi l'exercice physique nous est indispensable

Remarquons tout d'abord que ce n'est que par l'exercice physique rationnel que le corps humain peut *acquérir* et *conserver* sa forme normale.

L'homme se tient debout et son visage orgueilleux peut regarder le ciel : Ovide en était fier. Mais cette noble attitude nous impose le devoir de lutter sans cesse contre la pesanteur, qui tend à déformer notre corps privilégié.

Les divers segments de notre squelette sont maintenus en équilibre, les uns sur les autres, par la tension *inconsciente* de nos muscles. Lorsque cette tension faiblit, l'harmonie de notre architecture corporelle est rompue ; l'édifice se disloque.

Notre cage thoracique, ce foyer de la vie, doit être maintenue large et souple par le jeu et la tension des nombreux muscles insérés autour d'elle, comme aussi par la contraction tonique des muscles qui l'accrochent au segment inférieur, la tête.

Que ces muscles, faute d'exercice, pâtissent, faiblissent et s'atrophient, les côtes, organes inertes, céderont à la pesanteur qui les entraîne vers le bas ; elles se placeront dans une position de plus en plus oblique. A n'être jamais soulevées par de puissants muscles inspirateurs, les côtes supérieures s'ankyloseront en position expiratoire. Et voilà constituée une déplorable poitrine, étriquée et plate, nid tout fait pour la *tuberculose*.

*
* *

L'abdomen est rempli de viscères aux fonctions importantes : estomac, intestin, foie, rein. Ces organes sont maintenus à leur place grâce à la tension de la paroi musculaire qui ferme le ventre en avant ; ils font effort contre cette paroi, sous l'effet de la pesanteur. Si les muscles abdominaux faiblissent faute d'exercice, qu'ils soient ou non envahis de graisse, c'est le gros ventre, la distension de la paroi, le déséquilibre de tous les viscères abdominaux.

*
* *

Une poitrine étroite, un ventre distendu sont inesthétiques au premier chef. Mais ils constituent aussi de gros dangers ; car ils fonctionnent mal, entraînant les infirmités et les maladies les plus graves.

Au contraire, un corps maintenu en sa forme normale, par la tonicité bien réglée de ses muscles, jouit *nécessairement* d'une bonne santé. On ne conçoit pas tuberculeuse une poitrine large, souple et bien ventilée ; comment un ventre à bonne paroi pourrait-il loger un estomac distendu, un intestin atonique, ou un rein flottant ?

— 4 —

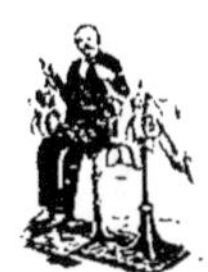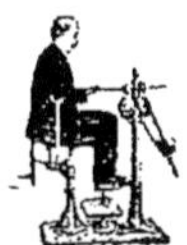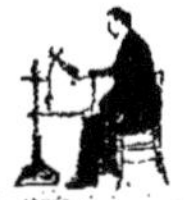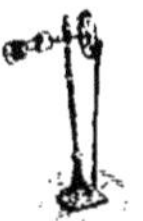

On peut faire aisément des considérations analogues sur la forme et l'équilibre du dos, du cou, des épaules : d'ailleurs, l'équilibre de ces régions est solidaire de celui de la poitrine et du ventre.

Ainsi, la forme normale du corps est la condition de la bonne santé.

Or, l'inactivité physique entraîne l'affaiblissement des muscles, par conséquent la déformation du corps.

Il faut faire de l'exercice physique, parce que c'est le seul moyen d'entretenir la tonicité musculaire nécessaire au maintien du corps en bonne forme.

Les Grecs, admirateurs fanatiques de la beauté humaine, cherchaient, par leurs procédés de gymnastique, à réaliser, chez leurs athlètes, cette forme parfaite. L'amour du beau les guidait ; accessoirement, ils obtenaient la force et la santé. Quelle impression de saine vigueur se dégage de l'Antinoüs, de l'Apollon du Belvédère, de la Vénus de Milo, etc !...

Pour nous, plus terre à terre, nous chercherons notre forme normale afin d'être bien portants ; mais, ce faisant, nous aurons peut-être la surprise de nous dégager quelque peu des laideurs contemporaines.

L'exercice règle notre nutrition

L'exercice physique nous est encore indispensable, parce qu'il est le plus puissant *modificateur* des *échanges nutritifs* qui président à *l'entretien* de la vie.

La masse de nos muscles forme plus que le tiers de notre corps ; et c'est le *tiers actif*, celui dont le travail hâte la désassimilation, active le cours du sang, augmente l'ampleur de la respiration, entraîne la fixation dans les tissus des nouveaux matériaux fournis par l'alimentation. *Les échanges nutritifs, base de la vie, se font selon le rythme que leur impose la dépense musculaire.*

L'inactivité physique absolue ne peut se concevoir : elle est identique à l'état de mort.

L'inactivité physique relative aboutit au ralentissement de toutes les fonctions nutritives, à l'arthritisme : l'organisme s'encombre de matériaux inutilisés : l'obésité, les congestions viscérales, les rhumatismes, etc., marquent rapidement l'insuffisance des défenses musculaires.

Les artères se fatiguent et se durcissent à charrier un sang lourd et toxique ; le cœur défaille devant la circulation encombrée ; le champ pulmonaire se rétrécit à ne présider qu'une hématose insignifiante.

La paresse physique, l'insuffisance des défenses musculaires entraînent les plus graves déchéances organiques. On les retrouve facilement comme cause primordiale des nombreuses tares qui affligent l'humanité contemporaine : l'arthritisme sous ses formes multiples : obésité, asthme, neurasthénie, artériosclérose, hypertension artérielle ; congestion passive du foie et des organes

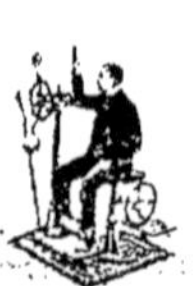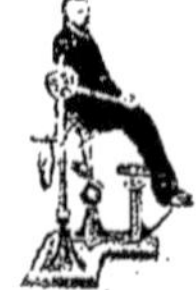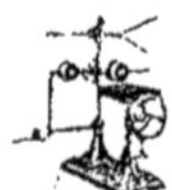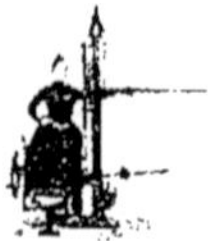

abdominaux, eczémas etc., toutes affections bien rares au temps où la civilisation n'avait pas encore procuré à l'homme les moyens de s'abstenir de tout travail musculaire!

****

Par l'exercice physique, la régulation des échanges nutritifs est telle, que l'organisme ne peut s'encombrer ni de graisse, ni de sels uratiques. Le sang circule à grand débit à travers les artères, car le jeu musculaire exige un courant sanguin 7 à 9 fois plus abondant qu'à l'état de repos. Ce sang doit, pour subvenir aux oxydations nécessaires, être revivifié, suroxygéné pendant son passage dans les poumons : la respiration se fait donc ample et profonde, déplissant largement toutes les alvéoles pulmonaires. La contraction musculaire détruit, brûle tous les matériaux disponibles; aussi la désassimilation se fait active, intense, entraînant parallèlement une assimilation facile et intégrale. Tout le rythme de la nutrition se trouve accéléré ; l'équilibre parfait s'établit entre la recette et la dépense; c'est l'état de santé idéale.

L'exercice physique seul peut le réaliser.

Il est vain de vouloir se soustraire au travail musculaire : c'est se contraindre à une vie mesquine, à un amoindrissement volontaire de sa valeur personnelle. Par des régimes sévères, des pratiques d'hygiène presque grotesques, on peut éviter l'encombrement organique, sans activer les fonctions de dépense : il est difficile de devenir obèse ou artério-scléreux en mangeant du macaroni et buvant de l'eau claire. Mais l'estomac qui ne supporte qu'un tel régime n'est pas un estomac normal et l'homme qui s'en accommode ne peut se considérer comme un être bien constitué.

On ne peut éprouver les sentiments de l'homme sain, la vigueur physique, l'entrain intellectuel, la souplesse du corps, l'optimisme de l'esprit qu'à la condition de digérer et d'assimiler une nourriture normale.

La joie de vivre naît spontanément de l'exercice physique bien réglé.

L'exercice doit être prudemment réglé

Par l'exercice physique, ont peut donc donner au corps sa forme normale et assurer l'équilibre de ses fonctions nutritives. C'est pourquoi on ne doit pas s'en passer.

Mais c'est pourquoi aussi on ne peut s'y livrer aveuglément. La puissance d'action de l'exercice commande quelques précautions dans son emploi.

C'est grâce au développement harmonieux de la musculature, que le corps prend une bonne forme. En pratiquant des exercices mal réglés, on développe certains groupes musculaires au détriment des autres, comme on le constate trop souvent chez les sujets sortant des gymnases extra-médicaux. Loin d'aboutir à l'harmonie, on réalise une difformité parfois dangereuse au profit d'un

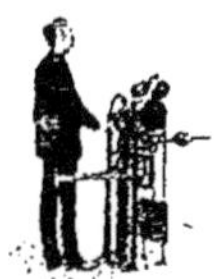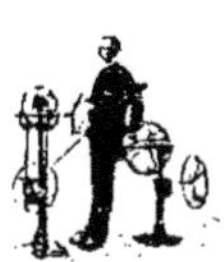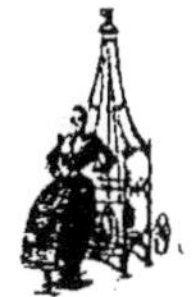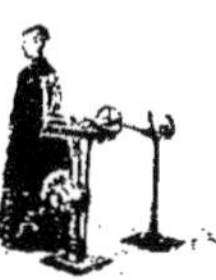

segment, bras ou jambes, et au détriment de la constitution générale. A qui n'a pas la poitrine large et souple, il est inutile, même dangereux, d'avoir un fort biceps ou de gros mollets. Les puissants pectoraux ne sont permis qu'à ceux dont les muscles dorsaux sont bien développés. On s'efforcerait sans grand succès d'élargir la poitrine d'un individu dont la paroi abdominale est distendue !

⁎

Ainsi, même la partie *morphologique* de la gymnastique rationnelle, doit se faire selon certaines règles. Il est nécessaire, à qui la prescrit et la surveille, de connaître l'anatomie physiologique, la plastique normale du corps, les groupements musculaires, leur mode d'action directe ou adjuvante, le jeu des antagonistes, l'effet d'équilibre, de puissance et de résistance qu'on doit attendre de leur développement : en un mot, une parfaite connaissance du corps humain est indispensable au professeur de gymnastique rationnelle.

Il doit connaître aussi les divers procédés d'entraînement et de développement musculaires, et ils sont nombreux : il y en a de bons et de détestables. Certains tempéraments s'accommodent d'un exercice défavorable à d'autres. Suivant le but à atteindre, tel mouvement, telle cadence, telle fréquence de contraction, sera excellent, inutile ou dangereux.

Mais ces connaissances d'anatomie et de physiologie sont encore plus nécessaires au professeur de gymnastique rationnelle, en raison des effets nutritifs du travail musculaire. Comme nous l'avons dit, l'action de l'exercice est considérable sur le cœur, les poumons, les organes d'élimination : la suractivité des fonctions assimilatrices et désassimilatrices est prodigieuse.

On ne peut donc user sans précautions d'un tel agent. A trop hautes doses, l'exercice peut entraîner des courbatures graves, la fatigue du cœur, l'encombrement des reins et du foie par les matériaux de déchet. A la longue, l'épuisement organique résulterait du travail musculaire exagéré. Il convient que le professeur sache le régler suivant les besoins de chaque individu.

⁎

Précisément, ces besoins varient beaucoup d'un élève à un autre. On ne peut imposer ni le même genre, ni la même dose d'exercice à un enfant, une jeune fille, un adolescent, un adulte ou un vieillard. Encore, entre deux élèves du même âge, faudra-t-il distinguer le robuste du faible, l'arthritique du lymphatique, l'obèse du chétif, etc. Chaque élève constitue un cas particulier relevant d'une gymnastique particulière.

C'est même la raison pour laquelle la gymnastique d'*ensemble*, comme on la pratique toujours dans certains établissements publics ou scolaires, est, le plus souvent, une grossière erreur, sinon une imprudence grave.

C'est dire que le professeur de gymnastique rationnelle doit être capable d'examiner ses élèves quant à leur constitution et leurs organes.

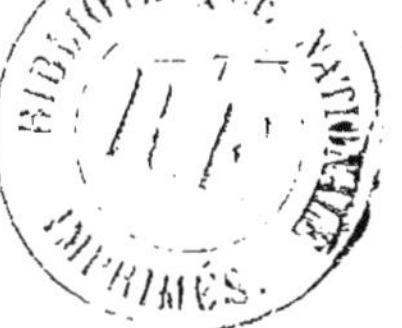

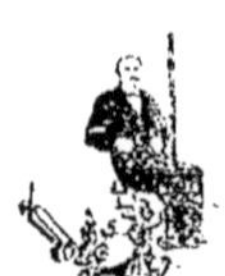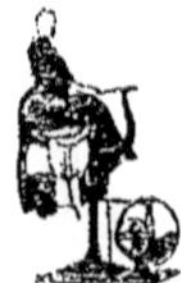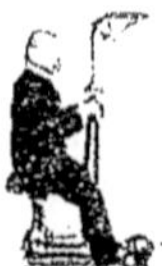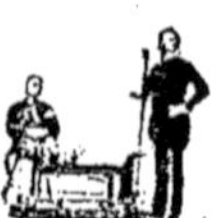

En France, ceci paraît encore paradoxal. Le professeur de gymnastique se présente à nous sous l'apparence du brave sous-officier retraité que nous avons connu au collège.

Mais en Allemagne, en Amérique, en Angleterre et, particulièrement, en Suède, on se fait une conception plus haute et toute différente de l'homme chargé de procurer à ses contemporains la santé, la force et la beauté.

Ce qu'on doit exiger d'un Professeur de culture physique

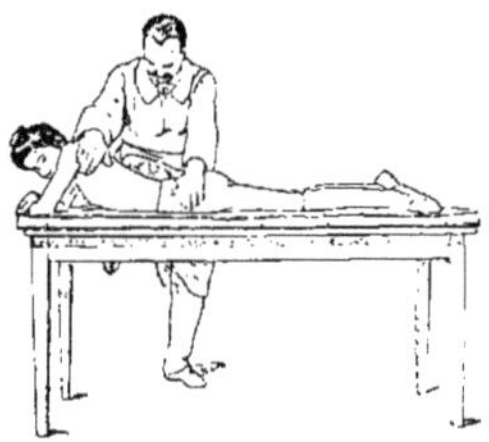

En Suède, le professeur de gymnastique est toujours médecin. En outre, il a fait des études spéciales et complètes pour pouvoir appliquer judicieusement les ressources de son art, quel que soit le cas à traiter. Car on sait, dans ce pays, où la culture mentale va de pair avec la culture physique, qu'il est peu de maladies qui ne guérissent ou ne s'améliorent par la gymnastique médicale — qui n'a que le nom de commun avec notre gymnastique française, plus ou moins acrobatique et antiphysiologique. Aussi, cette conception scientifique de l'exercice physique a doté la Suède d'une race belle et vigoureuse, de haute stature, de robuste santé.

En France, où la race est en pleine dégénérescence, on a senti confusément qu'il nous fallait suivre ce bel exemple. La gymnastique commence à s'affirmer plus volontiers scientifique, rationnelle et, surtout, suédoise.

Toutefois, une étiquette ne suffit pas. Trop d'empiriques se sont contentés de titres ronflants, sans modifier leurs pratiques athlétiques, pour que le public ne montre une certaine méfiance.

La confiance du public ne peut aller qu'aux établissements scientifiquement aménagés et médicalement dirigés. Il lui faut se méfier des méthodes, des systèmes qui prétendent renfermer la quintessence de la gymnastique et ont la prétention — comme les remèdes et annonces de journaux ou de prospectus — de s'appliquer utilement à tout le monde et à tous les cas.

***

Un établissement de gymnastique moderne doit être installé suivant les lois de l'hygiène la plus sévère, intransigeante même.

Le professeur, étant médecin, et médecin spécialiste, doit pouvoir déduire de l'examen de chaque élève le mode d'exercice, la dose de travail musculaire qui lui sont nécessaires.

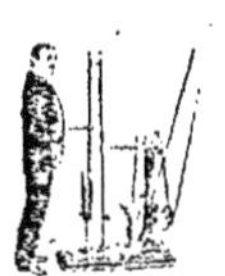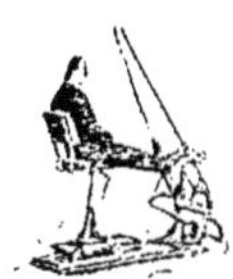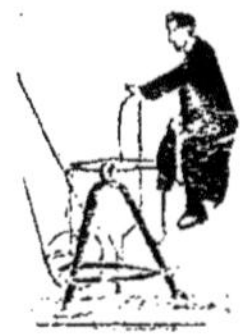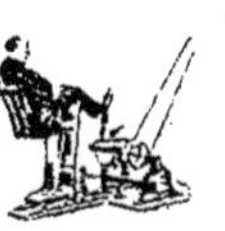

Cet exercice doit pouvoir être réglé avec exactitude, dosé avec précision.

Au fur et à mesure que l'élève fait des progrès, le médecin, constatant l'amélioration physique, peut prescrire et surveiller l'augmentation du travail imposé.

Ces diverses conditions, sans lesquelles la pratique de l'exercice peut être inutile et souvent dangereuse, toutes ces conditions sont parfaitement remplies à *l'Institut de Mécanothérapie de Paris*.

La culture physique à l'Institut de Mécanothérapie

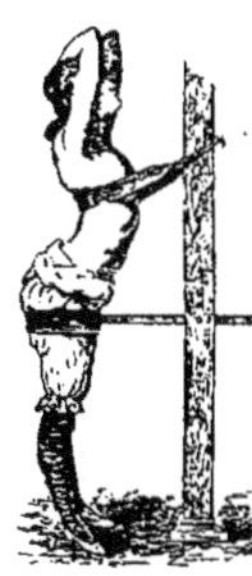

Tout élève est d'abord minutieusement examiné par le médecin. Suivant son âge, son sexe, son tempérament, sa force naturelle, des exercices spéciaux et individuels lui sont exactement prescrits.

Ces exercices ne sont jamais exécutés que *sous la surveillance du médecin spécialiste*.

Le travail imposé est EXACTEMENT DOSÉ. Ce dosage est aisé, grâce aux nombreux appareils spéciaux de l'Institut. La force, la cadence, l'étendue de tout mouvement sont exactement RÉGLÉS et MESURÉS soit par le moniteur, soit par les appareils de Mécanothérapie, d'orthopédie ou de gymnastique.

Il s'ensuit qu'on peut développer avec une sûreté absolue et une précision mathématique les diverses parties du corps, sans jamais entraîner la moindre fatigue du cœur ou des poumons.

Les divers et multiples appareils de Mécanothérapie, dont nous reproduisons, en frises, les principaux types, et grâce auxquels s'effectue toute la gymnastique scientifique des Suédois, sont encore mal connus. Ils sont pourtant nécessaires pour appliquer sans crainte l'exercice aux personnes qui en ont le plus besoin, les malingres, les obèses, les insuffisants du cœur ou du poumon ; sans la Mécanothérapie, ces personnes, réellement déséquilibrées, sinon malades, devraient plutôt se passer d'exercice que s'exposer aux risques plus ou moins dangereux d'un travail musculaire mal dosé et mal réglé.

Pour les personnes plus robustes, la Mécanothérapie est une méthode d'exercices normaux des plus utiles et profitables. Par les simples exercices de plancher, il est difficile de développer et d'entretenir certains muscles, comme ceux de la paroi abdominale, ceux de la région lombaire et dorsale

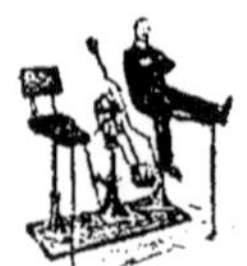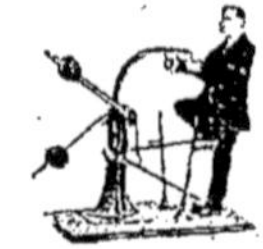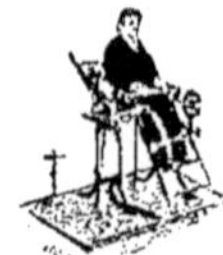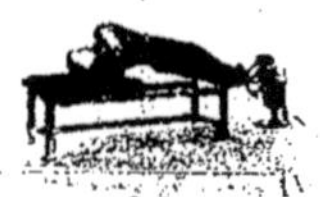

dont pourtant la tonicité, la vigueur sont garants de la bonne santé et de la belle stature. Les appareils Mécanothératiques ont une rapide et sûre influence sur le développement de ces muscles.

Les exercices de plancher, les mouvements de pure gymnastique suédoise, l'entrainement par les poids légers, sont également prescrits, dosés et surveillés; car il faut fournir à l'élève les moyens d'entretenir chez lui la santé acquise à l'Institut.

Suivant les cas, ces exercices se font à mains libres, avec haltères légers, à l'aide d'appareils tels que l'échelle ou la canne.

Le médecin, en modifiant la vitesse, la durée, etc., peut en doser l'effet suivant les besoins de chaque organisme.

Les résultats

La constatation matérielle des résultats obtenus se fait, à dates fixes, par des mensurations régulièrement prises, au moyen d'appareils enregistreurs : la capacité pulmonaire, le tour de poitrine, le tour de ceinture subissent des modifications rapides, dans un sens des plus favorables.

C'est ainsi qu'on obtient couramment, en trois mois, une augmentation du tour de poitrine de 6 à 10 CENTIMÈTRES, suivant l'âge du sujet. Cette augmentation correspond d'ailleurs à une ventilation pulmonaire bien supérieure, car la capacité pulmonaire augmente parallèlement D'UN DEMI-LITRE ENVIRON.

L'effet de l'exercice méthodique sur le tour de ceinture et, par conséquent, sur la paroi abdominale, est tout aussi remarquable. Le développement des muscles abdominaux bride le ventre d'une sangle naturelle, qui maintient tous les viscères à leur place anatomique ; la disgracieuse distension du ventre, le ballonnement de la paroi, son envahissement par la graisse, disparaissent dès que ces muscles abdominaux ont été soumis pendant quelques mois à des exercices rationnels. Ainsi la taille s'amincit, prend une sveltesse des plus remarquables.

Au point de vue esthétique, le développement du thorax, l'amincissement de la taille, réalisent les lignes normales de l'académie humaine.

Gymnastique respiratoire

L'éducation et le perfectionnement des fonctions respiratoires sont les points essentiels de la culture physique scientifique. La poitrine, foyer de la vie, doit être développée et entrainée de façon à subvenir aux besoins de l'or-

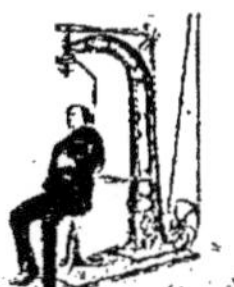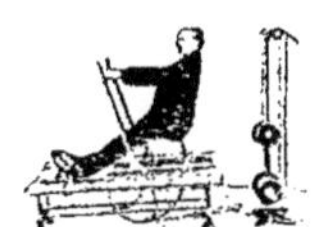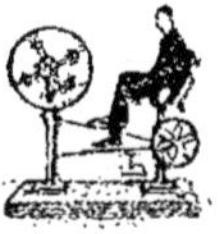

ganisme en oxygène, de façon aussi à ce que, toutes les parties du poumon faisant preuve d'activité, aucune ne s'atrophie, ne se congestionne, ne *s'adapte* par conséquent à la germination du bacille tuberculeux.

A l'Institut de Mécanothérapie et de Culture Physique, la gymnastique respiratoire est l'objet de soins constants. Les mouvements de respiration sont réglés, qu'ils soient exécutés comme exercices de pure gymnastique pulmonaire, ou qu'ils accompagnent les mouvements de développement musculaire. Les résultats obtenus sont maintenus par l'acquisition d'une bonne musculature du cou et du dos qui, par sa tension, oblige la cage thoracique à demeurer large et bombée.

Les résultats de cette éducation respiratoire sont visibles tant à la mensuration au centimètre (5 à 12 centimètres d'augmentation du tour de poitrine en 3 mois), qu'à l'augmentation de la capacité du poumon, qui passe, dans le même délai, de 3 litres, chiffre moyen, à 3 litres et demi et quatre litres.

Est-il besoin d'insister sur l'amélioration de la santé, l'augmentation de la résistance organique, qui résultent d'une telle *plus-value* des appareils et des fonctions respiratoires, les plus importantes de toutes :

Gymnastique abdominale

La plupart des ventres contemporains sont insuffisamment musclés. C'est la raison principale de nos imperfections digestives. L'hyposthénie gastrointestinale, qui se manifeste principalement par la dilatation d'estomac, les entérites chroniques, la constipation, s'accompagne toujours d'affaissement, de distension de la sangle musculaire qui ferme le ventre en avant. On peut remédier plus ou moins à ces misères par des régimes scrupuleux, des ferments divers, des sangles artificielles. Mais il est aussi facile et peut-être plus logique de courir au plus pressé, de redonner de la force et de la tonicité à notre sangle abdominale naturelle. Il est remarquable comme les insuffisances, les perturbations digestives les plus invétérées, s'améliorent et guérissent rapidement par la gymnastique abdominale bien réglée.

A l'Institut de Mécanothérapie et de Culture physique rationnelle, les exercices de gymnastique abdominale sont, par conséquent, particulièrement recommandés et prescrits. Par eux, on guérit non seulement les insuffisances digestives, les ptoses diverses (rein flottant, entéroptose, gastroptose), la constipation, la congestion du foie, l'hypertension portale, les menaces d'appendicite et de hernie ; mais on débarrasse rapidement la paroi abdominale de sa surcharge graisseuse. Le ventre gros, distendu ou ballonné, revient rapidement à sa forme normale, capable de remplir convenablement ses importantes fonctions physiologiques.

— 11 —

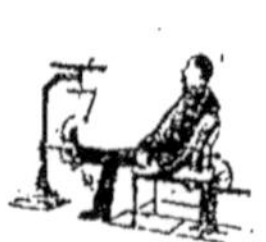 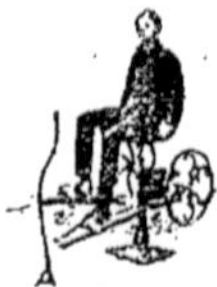 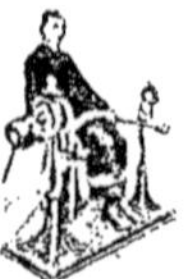 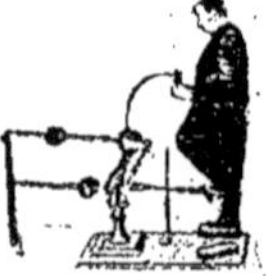

Gymnastique dorso-lombaire

Le développement des muscles de la nuque, du dos et de la région lombaire doit être particulièrement poursuivi chez les enfants et les adolescents, surtout les jeunes filles. A cet âge, le dos se voûte aisément, la colonne vertébrale s'incurve, la cambrure des reins s'exagère; il en peut résulter des difformités irrémédiables. Plutôt que de récriminer vainement contre le matériel scolaire, les défauts d'éclairage, les tabourets de piano, les parents devraient soumettre leurs enfants à ces mouvements de gymnastique dorso-lombaire ; car, dès lors, pourvus d'une musculature harmonieuse et suffisante, ces enfants deviennent *indéformables*, quelles que soient les positions que leurs études les obligent à prendre.

Lorsque le mal est déjà fait, les omoplates un peu saillantes, les courbures vertébrales exagérées, même s'il existe un peu de déviation, un début de scoliose, la gymnastique dorso-lombaire et le traitement orthopédique, tels qu'ils sont pratiqués à l'Institut de Mécanothérapie, pourront encore remettre tout en ordre, pourvu qu'on n'attende pas davantage.

Gymnastique passive

Il arrive que les enfants très chétifs, les convalescents, les vieillards, les obèses graves ne peuvent se livrer sans difficulté et sans danger aux exercices ordinaires, même très atténués. Cependant, le mouvement est encore indispensable dans ces cas, pour éviter l'aggravation de l'impotence, les ankyloses définitives. Il faut recourir alors à la gymnastique *passive*. Le sujet n'a pas d'effort à fournir, ne produit aucun travail musculaire. Les appareils de mécanothérapie, de massage; les mains du médecin ou du moniteur mobilisent progressivement ses articulations, malaxent ses muscles, font mouvoir sa cage thoracique, massent les viscères abdominaux. Par cette gymnastique passive, on obtient une première amélioration, qui permet de passer à des exercices actifs, grâce auxquels la force et la santé reviendront ensuite.

* *

Un établissement de gymnastique rationnelle, avons-nous vu, ne peut offrir les mêmes moyens de culture physique à tous ses élèves; car, suivant

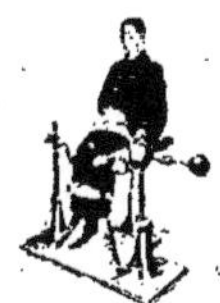 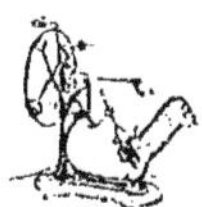 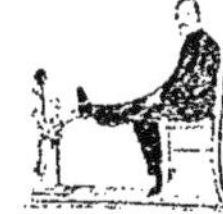 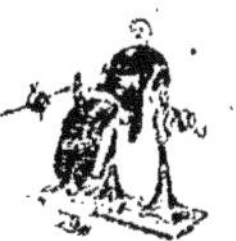

l'âge, le sexe et le tempérament. les besoins d'exercice de l'organisme varient considérablement. La gymnastique scientifique doit être individuelle et c'est au médecin compétent à prescrire à chacun ce qui lui est nécessaire.

* *

Toutefois, on peut sérier les élèves en quatre grandes divisions répondant à quatre genres d'exercices de différence bien tranchée.

Exercices pour Enfants

Jusqu'à 14 ans, la gymnastique rationnelle exige surtout des exercices *respiratoires* et *dorso-lombaires ;* les mouvements d'assouplissement, les jeux stimulant la respiration, la circulation, régularisant la nutrition. sont également nécessaires. Sauf indications spéciales, il faut s'abstenir d'exercices hâtant le développement musculaire, car c'est hâter l'ossification du squelette. de telle sorte que l'enfant. s'il devient robuste, restera de petite taille.

Les tout jeunes enfants, les bébés bénéficient également de l'exercice. Des monitrices zélées et expérimentées leur font exécuter. en se jouant, des exercices qu'on pourrait appeler de gymnastique maternelle et qui sont d'une très grande utilité aux bébés obligés de passer leurs premières années dans l'air confiné de Paris.

Exercices pour adolescents

a) Jeunes gens. — De 15 à 20 ans. le jeune homme doit être pourvu d'une bonne cage thoracique, possédant non seulement une bonne capacité, mais entourée d'une musculature suffisante. qui la maintienne souple, large et bombée pendant toute l'existence. Toute la musculature du corps doit être travaillée, de façon à atteindre son développement normal. C'est le moment où. par l'exercice bien réglé, le corps doit, en résumé. atteindre sa forme parfaite. qui lui assurera la santé, la force et la beauté. De plus. nous pouvons affirmer que tout jeune homme qui. par la culture physique bien comprise. aura donné à son corps des soins assidus. aura la fierté de ce corps qu'il aura. pour ainsi dire, modelé lui-même : il ne compromettra pas le résultat acquis par des imprudences, trop fréquentes chez les jeunes gens et qu'on excuse trop volontiers. Le pratiquant de culture physique est nécessairement chaste et sobre.

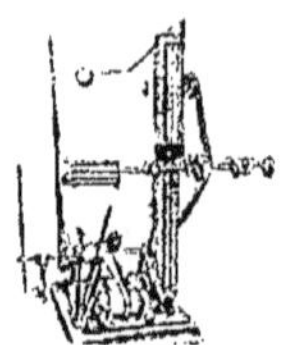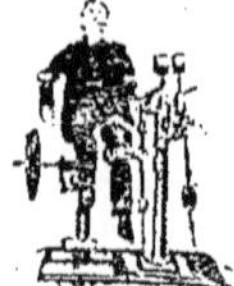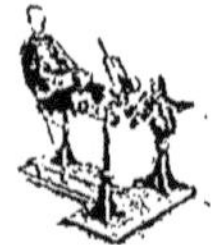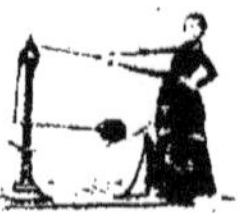

** **

b) Jeunes filles. — De 14 à 20 ans. la jeune fille doit également modeler son corps pour lui assurer son maximum de beauté et de santé.

Elle doit tendre moins à la force qu'à la grâce et la souplesse. Toutefois, la crainte d'être musclée ne doit pas effrayer la jeune fille, ni ses parents. L'exercice ne peut la doter de muscles saillants comme ceux de l'homme ; elle doit à sa nature de conserver des lignes souples, parceque ses muscles, même développés. se recouvrent d'une couche de tissu adipeux : il faut même que le muscle de la femme soit développé, pour que la graisse ne l'envahisse pas pour la déformer.

Il est d'ailleurs des muscles que la jeune fille doit particulièrement soigner, ce sont les abdominaux : une bonne sangle abdominale, une paroi musculaire très travaillée. très forte, plus forte même que chez l'homme, est le plus précieux trésor qu'une jeune fille puisse acquérir ; c'est un gage de bonne santé ; c'est un bouclier invulnérable contre toutes les causes d'infirmités qui l'assailleront quand elle sera femme. Il n'y a autant de blessées, que parce que la paroi abdominale s'en va.

Exercices pour adultes

a) Hommes. — A l'âge adulte on peut encore grandement perfectionner son corps ; sa forme est loin d'être définitive, parce que, le plus souvent, elle s'est réalisée en dehors de l'exercice rationnel. La poitrine peut être très élargie, les muscles peuvent gagner beaucoup de force et de volume, la sangle abdominale peut acquérir une grande puissance ; de plus, l'organisme peut supporter sans danger un travail assez intense.

A ce moment de la vie. l'effet de l'exercice sur la santé paraît souvent prodigieux à qui le subit : les légères tares, qui, pour n'être pas prises en grande considération par les médecins, n'en sont pas moins insupportables, l'irritabilité nerveuse, les insomnies, les digestions lourdes, la dépression du réveil, la congestion après les repas, les migraines, le manque d'entrain, les névralgies, les douleurs rhumatismales, tout cela disparaît comme par enchantement, faisant place à un sentiment constant de bien-être, d'audace et de vigueur. Les hommes qui ont besoin d'un bon état physique et mental pour mener convenablement leurs affaires, n'abandonnent plus la Culture Physique quand ils en ont essayé.

Il faut encore insister sur l'effet de la Culture Physique sur l'*obésité*. Cette tare gênante et quelque peu ridicule, prise dès le début, n'y résiste pas ; mais le point important est qu'en maigrissant par la Culture Physique, on n'a pas à se soumettre à un régime spécial ni à des sudations particulières ; au lieu de

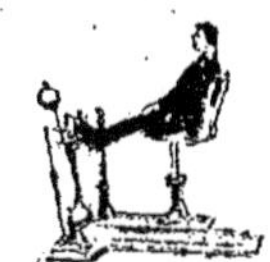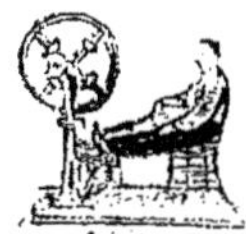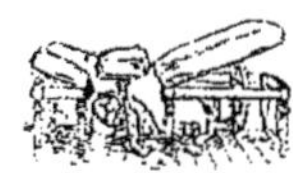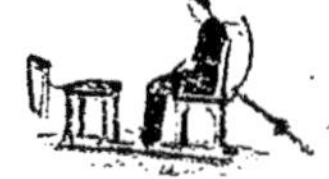

s'affaiblir on se fortifie : de plus, l'amaigrissement obtenu est *définitif* : la graisse ne tend pas à revenir plus rapidement qu'elle n'est partie, comme c'est le cas avec les régimes ou les sudations ordinaires.

Pour les *obèses* invétérés, l'*Institut de Mécanothérapie de Paris* possède un service spécial d'amaigrissement (Voy. *Notice* N° 8) par les *bains Dowsing* (chaleur ou radiante lumineuse) qui, dans tous les cas, assurent le résultat voulu, sans autre traitement ni régime et sans aucun inconvénient.

b) Femmes. — Par la Culture Physique, la femme peut entretenir fort longtemps son corps en santé, en beauté et en grâce. Elle empêchera sa ligne de se déformer sous l'envahissement de la graisse, cette cause de mort de toute beauté : elle conservera en bon état ses muscles dorsaux et abdominaux que le corset — indispensable encore paraît-il — tend à atrophier. Grâce à une respiration et une circulation bien stimulées, elle gardera la fraîcheur de son teint et la douceur de ses traits.

Exercices pour les vieillards

Rien n'est plus préjudiciable à l'homme âgé que de croire qu'il faut se soumettre à l'action des années. On meurt *quand on veut*, disait Goethe, qui ne consentit à franchir le pas qu'à 96 ans. Sans espérer l'immortalité, il faut cependant lutter contre toutes les causes d'usure, secouer la rouille qui se dépose sans cesse dans l'organisme et tend à arrêter le fonctionnement de ses organes.

Après l'âge adulte, l'organisme ne fait pas d'acquisitions nouvelles : il doit vivre sur ce qu'il a édifié jusque-là ; mais il meurt moins d'usure que d'encombrement. La machine humaine s'encrasse ; des cendres, des déchets, des poisons s'accumulent, jusqu'au jour où tout s'arrête.

Si les éliminations se faisaient suffisamment, l'encombrement serait rendu impossible, ce qui permettrait à l'organisme de fonctionner jusqu'à son usure complète, sa fin normale.

Or, il n'est pas d'organe éliminateur plus puissant que le système musculaire. En se condamnant au repos, le vieillard renonce aux bons offices de ce merveilleux dépurateur. Ce renoncement provient justement de la puissance d'action du système musculaire en tant que dépurateur : mais, à vrai dire, le vieillard ne peut en user qu'avec prudence : que le muscle brûle, oxyde les déchets, stimule la circulation et la respiration, ce sera parfait ; mais les déchets oxydés doivent encore passer par les reins ; en outre, le cœur peut défaillir, si les nécessités circulatoires sont exagérées.

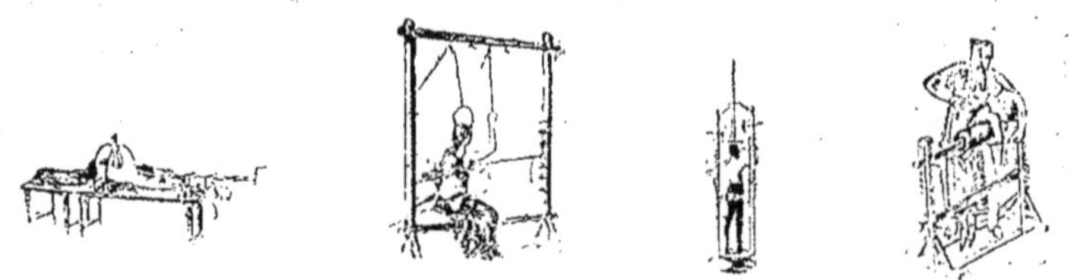

L'exercice du vieillard doit être, par conséquent, très surveillé, dosé avec minutie : à ces conditions, la pratique de la culture physique sera un brevet de longue vie.

A l'Institut de Mécanothérapie et de Culture Physique rationnelle, toutes les modalités de l'exercice s'offrent aux gens âgés, exactement dosables et réglables, depuis la gymnastique passive et la mécanothérapie — ce *sport idéal du vieillard*, comme l'appelle le professeur Huchard — jusqu'à la culture musculaire très localisée, de telle sorte que les oxydations nécessaires sont produites sans que le cœur, les artères et les reins subissent le moindre surmenage.

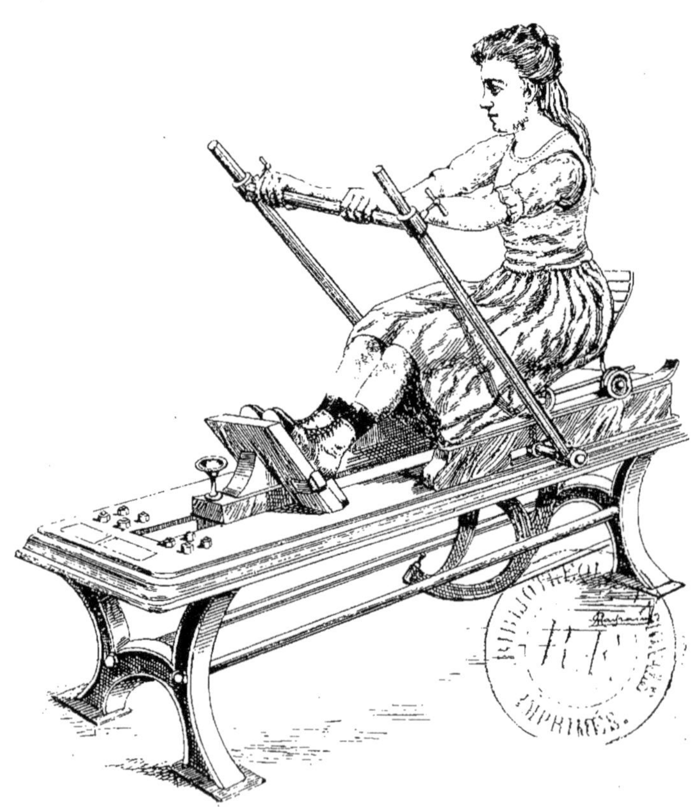

Exercice de canotage

INSTITUT DE MÉCANOTHÉRAPIE DE PARIS

et de Culture Physique rationnelle

*Pour la Cure hygiénique et physicothérapique des Troubles fonctionnels,
des Déviations et des Maladies chroniques*

32, Rue Notre-Dame-des-Victoires (Place de la Bourse), 2ᵉ Arrᵗ

TÉLÉPHONE : 305-48

Médecin-Directᵗ : Dᵣ COURTAULT, Fondateur

(de 9 à 11 et de 4 à 6 h.)

**L'Etablissement le plus complet
et le mieux outillé
en France et à l'Etranger**

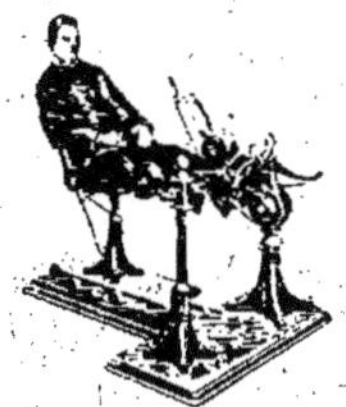

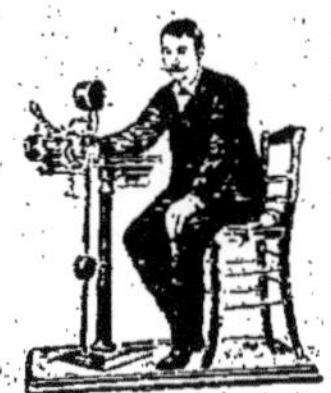

« Le mouvement, c'est la vie. »
Dᵣ J. LUCAS-CHAMPIONNIÈRE.

La beauté par la santé, la santé par l'exercice, l'exercice par la *Culture physique* et la *Mécanothérapie*, c'est-à-dire mécaniquement, sans fatigue ; par le *massage*, la *gymnastique suédoise*, l'orthopédie, l'électricité, la *chaleur*, l'air et l'eau, dans *l'arthritisme* et ses innombrables manifestations (embonpoint, obésité, constipation, migraine, neurasthénie, névroses, névralgies, rhumatismes, goutte, diabète, etc.) — dans les affections chroniques des tissus, des muscles, des articulations, des os ; — dans les impotences fonctionnelles, les asthénies, épuisements, surmenages, débilités, convalescences, paralysies, insomnies ; — dans les désordres *nerveux, cardiaques, digestifs, sexuels* ; — dans les troubles de croissance, déformations, *scoliose*, rachitisme, prétuberculose ; — enfin, dans les **suites d'accidents** : entorses, luxations, fractures, raideurs, ankyloses, contractures, atrophies, parésies, paresthésies, hystérotraumatisme, sinistrose, etc.

DÉSIGNATION DES DIVERS SERVICES

(Chaque service est placé sous la direction d'un Médecin-spécialiste)

I. — *Mécanothérapie* :

Exercices méthodiques, actifs et passifs. (Tous les systèmes et tous les appareils.)

II. — *Culture physique* :

Gymnastique médicale suédoise, manuelle et mécanique. Exercices respiratoires, gymnastique pulmonaire.

III. — *Orthopédie infantile* :

Education et rééducation de la croissance. Attitudes vicieuses, déviations, déformations. (Scoliose des adolescents.)

IV. — *Hydrothérapie médicale* :

Douches générales et locales (douche d'Aix). Massages sous l'eau.

V. — *Massage médical*

Manuel ou mécanique, dans toutes ses variétés : vibratoire, électrique, pneumatique, etc.

VI. — *Electricité médicale*

Sous toutes ses formes et dans toutes ses applications. Electro-diagnostic. Electrothérapie. Douches statiques. Haute fréquence.

VII. — *Rayons X* :

Radioscopie. Radiographie. Radiodiagnostic. Radiothérapie.

VIII. — *Bains Dowsing*.

Contre l'embonpoint et les rhumatismes.
Bains d'air chaud (Méthode de Bier).
Sudothérapie. (Applications générales et locales.)

L'Institut est ouvert, tous les jours, de 8 h. à midi et de 2 h. à 7 h.

(TARIFS, NOTICES ET CIRCULAIRES SUR DEMANDE)

DÉVELOPPEMENT DE LA MUSCULATURE

(Pour la concordance des numéros, voir les Tableaux de notre Service d'Electrologie et de Radiologie.)

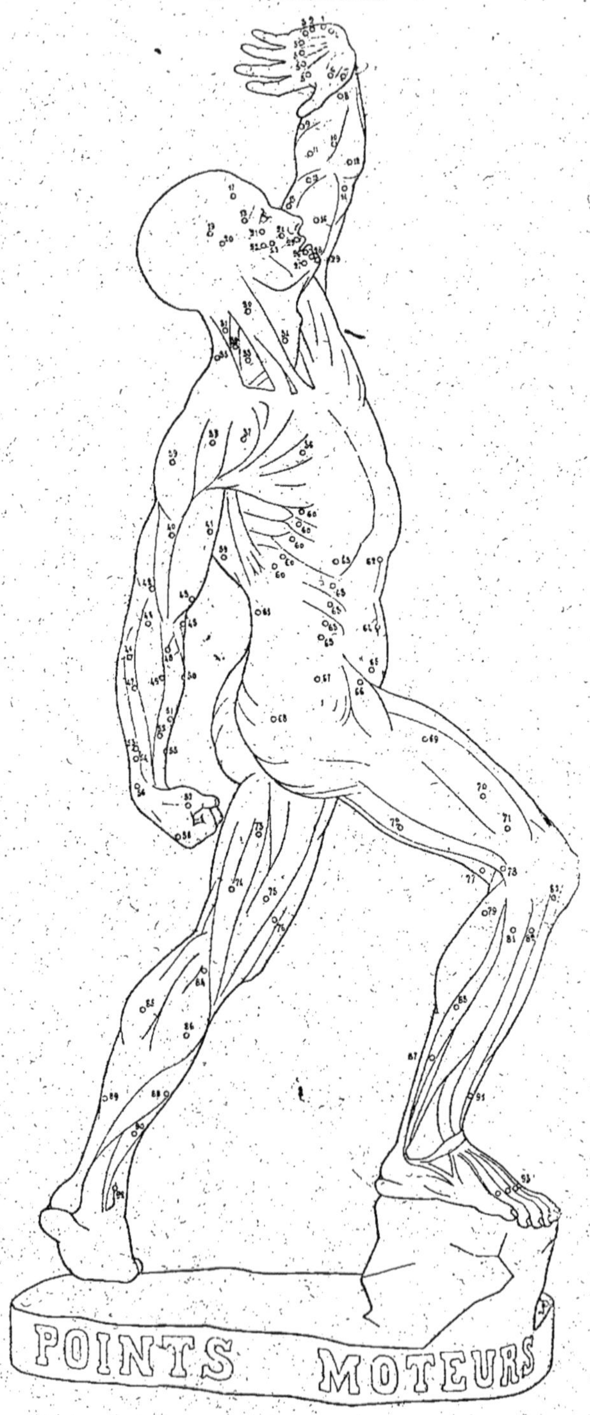